基层乳腺癌防治问答手册

主　编　韩历丽　叶京明
副主编　何湘萍
编　委　（以姓氏笔画为序）
　　　　丁松涛　叶京明　史立晖　何湘萍
　　　　张　轶　陈　思　高海凤　韩历丽
　　　　鲍成臻　雍　柳　魏　巍

U0292478

人民卫生出版社
·北　京·

图书在版编目（CIP）数据

基层乳腺癌防治问答手册 / 韩历丽，叶京明主编.
北京：人民卫生出版社，2024. 12. -- ISBN 978-7-117-
37284-8

Ⅰ. R737.9-44

中国国家版本馆 CIP 数据核字第 2024S3U362 号

人卫智网	www.ipmph.com	医学教育、学术、考试、健康，购书智慧智能综合服务平台
人卫官网	www.pmph.com	人卫官方资讯发布平台

基层乳腺癌防治问答手册
Jiceng Ruxian'ai Fangzhi Wenda Shouce

主　　编：韩历丽　叶京明
出版发行：人民卫生出版社（中继线 010-59780011）
地　　址：北京市朝阳区潘家园南里 19 号
邮　　编：100021
E - mail：pmph @ pmph.com
购书热线：010-59787592　010-59787584　010-65264830
印　　刷：三河市潮河印业有限公司
经　　销：新华书店
开　　本：787 × 1092　1/32　　印张：3.5
字　　数：47 千字
版　　次：2024 年 12 月第 1 版
印　　次：2025 年 1 月第 1 次印刷
标准书号：ISBN 978-7-117-37284-8
定　　价：32.00 元
打击盗版举报电话：**010-59787491**　E-mail：WQ @ pmph.com
质量问题联系电话：**010-59787234**　E-mail：zhiliang @ pmph.com
数字融合服务电话：**4001118166**　　E-mail：zengzhi @ pmph.com

前　言

　　乳腺癌是威胁妇女健康的主要恶性肿瘤，近些年，我国妇女乳腺癌发病率以每年3%～4%的速度递增，同时乳腺癌的发病年龄有年轻化趋势。北京市乳腺癌的发病率高居女性恶性肿瘤发病率之首。医学研究证明，如果通过规范的筛查，早期发现、早期治疗，乳腺癌有可能治愈，不仅可以提高生存率和生命质量，而且治疗成本低，还可以通过选择保乳手术，保持女性特征的完美，减少乳腺癌对女性身心造成的伤害。因此我们更要重视乳腺的常规筛查，用科学的手段防患于未然。

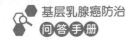
　　为进一步提升基层医疗机构乳腺癌筛查医务人员服务能力，北京妇幼保健院组织专家编写本手册，内容包括认识乳腺癌、乳腺癌的预防、乳腺癌的筛查、乳腺癌的诊治；针对乳腺癌防治中的常见问题，按照预防为主、综合施策的指导思想，梳理健康宣教知识，明确服务内容，规范诊疗流程。希望通过本手册的学习，基层医务人员能有所获益，不断丰富和完善乳腺癌预防知识和实践方法，更好地掌握常见问题的识别和处理，帮助广大女性掌握有效的预防与保健的方法，提升基层服务水平。

　　本教材适用于基层乳腺癌防治工作者、社区健康服务者以及关注女性健康的社会各界人士，也适用于广大女性，有助于女性及家人更好地理解和应对乳腺疾病带来的挑战。

感谢北京市科学技术委员会"AI+健康协同创新培育"项目"乳腺 X 射线人工智能辅助诊断系统研发及其在北京市乳腺癌筛查中的临床验证研究"对本书的支持。

由于乳腺癌防治相关领域知识众多，医学技术不断进步，本书在编写过程中难免疏漏，希望广大读者在阅读过程中不吝赐教，以期进一步完善我们的工作。

韩历丽

2024 年 9 月

目　录

乳腺癌筛查篇

乳腺癌诊治篇

乳腺癌认识篇

📋 1. 什么是乳腺癌?

乳腺癌是女性最常见的恶性肿瘤之一,也是女性发病率最高的恶性肿瘤。2024 年女性癌症新增患者前十的癌症中排首位的是乳腺癌。2022 年中国女性乳腺癌发病率为 17/10 万,每年新增乳腺癌发病人数接近 42 万人。每天约 1 150 人被新确诊为乳腺癌,约 329 人因乳腺癌死亡。近年,随着乳腺癌早期诊断水平、乳腺癌治疗水平的提高,乳腺癌死亡率呈下降趋势。

要认识乳腺癌,首先要了解乳房的结构。乳房是女性重要的性器官,主要由皮肤、脂肪组织、血管、淋巴管、神经、纤维结缔组织、小叶 - 导管 - 腺泡系统组成(图 1-1),乳腺癌

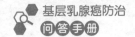

就是乳腺小叶腺上皮细胞发生成倍增长而不凋亡从而形成的恶性肿瘤（图1-2）。乳腺癌常见表现为乳腺肿块、乳头改变、皮肤改变、乳头溢液、区域淋巴结肿大，其中乳房肿块是最常见的临床表现。

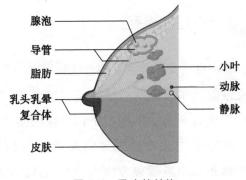

图 1-1　乳房的结构

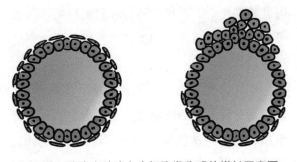

图 1-2　乳腺小叶腺上皮细胞发生成倍增长示意图

📋 2. 乳腺癌的种类有哪些？

乳腺癌是女性发病率最高的恶性肿瘤，按照不同的分类方式可分为不同的种类。乳腺癌可按照是否为浸润性癌分类，也可以按照病理类型、肿瘤分子分型分类，通常按照是否为浸润性癌分为原位癌和浸润性癌。

原位癌，是病变局限于导管基底膜内的恶性疾病，远处复发转移的风险极低，经过治疗可以获得良好的预后；浸润性癌，是指肿瘤突破了乳腺导管基底膜，容易发生转移，如果乳腺肿瘤转移到骨、肝、肺、脑等器官，则进展成为晚期乳腺癌。

📋 3. 什么是乳腺癌前病变？

乳腺癌前病变是指尚未发展为癌，但有发展为癌的趋势的病变，需通过活组织病理检查明确，如乳腺导管上皮非典型增生、小叶原位癌和非典型小叶增生。癌前病变患者患癌风险明显高于普通人群，需要密切随访、主动

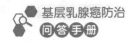
监测。

　　导管内增生性病变包括普通型导管上皮增生症、导管上皮非典型增生和导管原位癌。其中普通型导管上皮增生症是一种良性上皮增生。乳腺导管上皮非典型增生患者的患癌风险增加3～5倍。研究提示患侧乳腺患癌概率为对侧乳腺的两倍。早期研究表明，有乳腺癌家族史的非典型增生患者患癌风险增加两倍以上，但多数新近研究并没有发现家族史对非典型增生患者的患癌风险有明确的叠加效应。非典型增生患者常用的处理方法为密切随访、主动监测，对于重型非典型增生素者，可用他莫昔芬、雷洛昔芬和依西美坦进行化学预防，以降低非典型增生进展为乳腺癌的风险。

　　小叶原位癌和非典型小叶增生是两种相关的病变。传统意义上，这些病变被认为是双侧乳腺癌风险增加的标志，研究表明，她们当中部分患者是乳腺癌前病变。有乳腺癌前病变的患者应更加重视乳房定期检查，建议在常规乳腺筛查的基础上增加乳房自我检查，定期到医院复诊。

📋 4. 什么年龄段的女性容易患乳腺癌？

美国乳腺癌患者中位诊断年龄为 64 岁，中国乳腺癌患者的中位诊断年龄为 48～50 岁，更为年轻，约 60% 的患者在诊断时为绝经前状态。根据中国 35 岁以下年轻乳腺癌患者的流行病学特征多中心回顾性队列研究（YBCC-Catts 研究）数据，中国 <35 岁的年轻乳腺癌患者比例显著高于西方国家。我国女性应及早开始重视乳房健康，35～65 岁都是容易发生乳腺癌的年龄，其间应做到科学筛查、规范检查。

📋 5. 只有成年女性才会患乳腺癌吗？

乳腺癌不是成年女性的"专利"，儿童、男性都会患乳腺癌，我国文献报道的最小乳腺癌患儿是 4 岁，国际报道年龄最小的患儿仅 3 岁。儿童乳腺癌多见于女童，整体预后较成年人好，临床表现以乳腺新发肿物为主。男性乳腺癌患者并不罕见，占所有乳腺癌患者的 1% 左右。

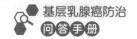
妊娠期、哺乳期也会发生乳腺癌，约3%的乳腺癌发生在妊娠期。建议孕前半年内做乳房健康检查，妊娠期发现乳房肿块也需要到医院就诊，不能想当然地认为是"乳房发育"。哺乳期出现乳房肿块容易混淆为"积乳"或者乳腺炎，建议及时到医院就诊。

因此，任何年龄的人群和任何生理时期的女性，乳房内出现新发肿物都应引起重视，及时到医院进行检查。

乳腺癌预防篇

📋 6. 乳腺癌发病的危险因素有哪些?

（1）生育因素：月经初潮年龄早、绝经年龄晚、初次生育年龄超过 30 岁以及未生育者为乳腺癌的高危人群。

（2）遗传因素：一级亲属 50 岁前有乳腺癌或卵巢癌史；二级亲属患乳腺癌 / 卵巢癌 2 人及以上；自身或至少 1 位一级亲属携带致病性遗传突变基因 *BRCA1/2*。"一级亲属"包括兄弟姐妹、父母、子女；"二级亲属"包括（外）祖父母、姑姑（姨母）、叔叔（舅舅）、侄子（外甥）、侄女（外甥女）及同母异父或者同父异母的兄弟姐妹。

（3）个人疾病史：既往患有乳房非典型增生史、卵巢癌等。

（4）营养因素：长期吸烟、饮酒、高蛋白和高脂饮食、谷物及蔬果摄入少等可影响雌激素代谢、增强雌激素作用。

（5）环境因素：雌激素作用、长期压力过大、心情不畅、接受过多电离辐射等均可增加发生乳腺癌的概率。

（6）其他因素：绝经后肥胖、患有其他乳房疾病等都是乳腺癌发生的危险因素。

7. 乳房大小和乳腺癌有关系吗？

乳房由两部分组成，一部分是小叶导管系统，一部分是附属组织，如皮肤、脂肪、血管、淋巴管等。脂肪组织的多少，决定了乳房的大小。容易引起乳腺疾病的是小叶导管系统部分。乳腺癌发生在导管上皮细胞，是小叶导管系统的一部分，小叶导管系统多，发生疾病的概率大。有些乳房较大女性的乳房大部分都是由脂肪组织组成，她们的小叶导管系统与乳房较小的女性比较没有差别，乳腺癌的发生概率一样，只是乳房较小的人相对来说乳房组织少，无论是临床查体还是超声检查，更容易早期发现病变。所以乳房的大小跟乳腺癌的发病没有必然的关系，只是在一定程度上影响乳腺癌的检出。

📋 8. 如何降低乳腺癌发病风险？

乳腺癌遗传因素是不可控的危险因素，年龄是必然面对的危险因素，其他基本都是可控的危险因素。降低乳腺癌发病风险的措施包括：

（1）鼓励青少年多运动，营养均衡，减少不必要的辐射刺激，适当控制体重，尽可能避免 11 岁之前月经初潮；鼓励 30 岁之前初次生育，生育后适当延长哺乳时间，对乳腺健康有帮助。

（2）戒烟限酒，饮食荤素搭配，多食绿色蔬菜及谷物。

（3）控制体重，尤其是绝经后避免肥胖。

（4）控制情绪，避免长期焦虑、压抑、紧张等不良情绪，通过运动、音乐、旅行等方式

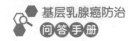
放松心情，保持心情愉悦。

（5）控制雌激素的影响，更年期女性可以根据医嘱进行激素替代治疗，也可通过运动、改变生活习惯等方式减缓卵巢功能衰退。

（6）对有乳腺癌前病变的患者，应用药物预防也是降低乳腺癌发病风险的措施之一。

9. 如何判断是否有乳腺癌家族史？

乳腺癌与遗传相关，判断是否有乳腺癌家族史，需要的相关信息包括：

（1）一级亲属有无肿瘤史。

（2）二级亲属有无肿瘤史。

亲属患有乳腺癌或者卵巢癌等都需注意乳腺相关检查，尤其一级亲属患有乳腺癌或卵巢癌，更应重视乳房保健。

10. 有乳腺癌家族史应注意什么？

有乳腺癌家族史的人并不一定会患乳腺癌，但其比无家族史人群患癌风险高。有乳腺癌家族史的人需注意：

（1）遗传咨询，到专科医院进行肿瘤遗传风险评估，可以做基因检测等。

（2）定期体检，首先学会乳房自我检查，其次定期到正规医院体检。

（3）合理饮食，保持正常体重。

（4）远离放射线。

（5）保持平和的情绪。

（6）规律运动。

（7）建议 30 岁之前生育，生育后哺乳。

（8）慎用外源性雌激素，进入更年期后，如有需要，须遵医嘱进行激素替代治疗。

（9）积极治疗乳腺良性疾病。

📋 11. 男性会患乳腺癌吗？

男性也可能罹患乳腺癌。男性乳腺癌的确切原因尚不清楚，普遍认为基因突变是重要原因之一，特别是 *BRCA* 基因突变。另外，放射线接触史、体内高水平雌激素，以及其他引起雌激素升高的疾病，如男性乳腺发育、肥胖、

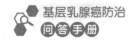
肝脏疾病等，也是男性乳腺癌发病的重要影响因素。

男性乳腺癌的预后并不比女性乳腺癌好，可能原因是男性乳腺癌的发病率低，导致社会公众对于该疾病的认知较浅，且男性本身常常会忽视乳腺自查，甚至部分基层、非专科医生发现男性胸部肿块，也会自动忽略男性"乳腺癌"的诊断，发现胸部肿块未能在疾病初期就医检查，造成病情延误。

男性乳腺癌的诊疗策略基本参照女性乳腺癌的临床指南。

12. 不结婚和乳腺癌发病有关系吗？

没结婚也有可能会患乳腺癌。乳腺癌的发病和结不结婚无直接关系。乳腺癌是发生在乳腺上的恶性肿瘤，乳腺癌的病因尚不明确，但可能与遗传、激素水平变化、环境等因素有关。女性不论是否结婚，如果存在家族史，且有不良的生活习惯，如抽烟、喝酒、熬夜等，都可能增加患乳腺癌的风险。

🗒 13. 不生育会增加患乳腺癌的风险吗?

患乳腺癌的危险因素包括不生育或 30 岁后第一胎足月产。不生育或 30 岁后才生第一个孩子的女性总体乳腺癌风险略高,多次怀孕可以降低患乳腺癌的风险。不生育可能会增加乳腺癌的发病率,但是其影响程度与个人体质、乳腺癌类型、疾病进展等因素有关,不可一概而论。建议女性 30 岁之前生育,生育后实施母乳喂养,这些都是乳腺健康的"利好"因素。

🗒 14. 使用激素的避孕方法会增加乳腺癌发病风险吗?

激素避孕方法与乳腺癌的关系并不明确。对有乳腺癌病史或具有乳腺癌高危因素的女性,不推荐使用激素避孕方法。

(1)口服避孕药:有研究表明,使用复方口服避孕药 10 年的女性,其罹患乳腺癌的风险与从未口服该药的女性相比,没有统计学差

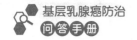

异。但也有研究表明，在 10 年内口服避孕药
的女性，被诊断乳腺癌的可能性轻度增加；这
是因为避孕药的作用机制，还是因为这些女性
更注重定期检查而易于被早期发现，并不明
确。对于有亲属患乳腺癌的女性，口服避孕药
并不增加其患病风险。

（2）避孕针：研究表明，使用长效避孕针
（每 3 个月注射 1 次黄体酮）来控制生育可能
增加乳腺癌风险。

（3）其他使用激素的避孕方法：目前没有
证据表明皮下埋植避孕剂与癌症的关系，其他
含激素的避孕方法，如阴道避孕环、避孕贴
片、含孕激素的宫内避孕系统，与乳腺癌的关
系尚未明确。

📋 15. 人工流产会增加乳腺癌发病风险吗？

关于人工流产是否增加乳腺癌风险，结果
目前尚不明确。既往西方国家的大部分研究认
为人工流产与乳腺癌没有必然相关性。但是近

年来亚洲学者，尤其是中国专家的研究数据表明，多次人工流产会增加乳腺癌的发病风险。可以确定的是，人工流产会造成女性体内激素水平迅速变化，对身体不利；同时人工流产对子宫的损伤也不可避免。

📋 16. 辅助生殖技术对乳腺癌发生有影响吗？

人类辅助生殖技术指通过医学辅助手段使不孕夫妇妊娠的技术。辅助生殖技术包括人工授精和体外受精。人工授精是简单地把男方的精液做优化处理，然后置入女方子宫。人工授精技术一般不对女方应用激素类药物，只是形式上促孕。体外受精是把精子和卵子在体外自由地结合，再将结合的胚胎通过一代、二代甚至三代处理，置入女方子宫，待胚胎着床即成功受孕。体外受精需要对女性进行促排卵，即通过给予促卵泡发育和促排卵药物，让多个卵子同时发育成熟、排出，提高受孕成功率。由于乳腺癌是一种与女性激素水平、年龄和遗传等因素密切相关的疾病，体外受精过程中使用的大量激素药物可能会增加女性患乳腺癌的风险，但风险相对较低，并不意味着体外受精本身导致乳腺癌的发生。建议做体外受精之前常规进行乳房体检，以乳腺超声为宜，针对发现的问题咨询专业医生。

📋 17. 月经来得早、绝经晚更容易患乳腺癌吗？

月经来得早（尤其是 12 岁之前）或绝经晚（通常在 55 岁以后）的女性，患乳腺癌的风险略高。她们一生中有更多的月经周期，乳房暴露于雌激素和孕激素的刺激下的时间更长，可能增加患乳腺癌的风险。

📋 18. 更年期补充激素会增加乳腺癌的发病风险吗？

应用雌激素（通常与黄体酮结合）的更年

期激素疗法已被用于临床多年，以缓解更年期症状和预防骨质疏松症，这种疗法又称绝经后激素疗法（menopausal hormone therapy，MHT）和激素替代治疗（hormone replacement therapy）。MHT 并不是完全"替代"卵巢功能，而是以最低有效剂量达到改善症状和预防疾病的目的。需要对未行子宫切除术的女性添加孕激素，以预防子宫内膜病变；且使用不同孕激素的乳腺癌患病风险不同，天然孕激素乳腺癌患病风险低，合成孕激素会增加乳腺癌患病风险。在严格把握适应证与禁忌证的前提下开展 MHT，并不会带来癌症风险增加、体重增加等不利影响；同时需要把握 MHT 的窗口期，在绝经后 10 年内、60 岁以内尽早启动，以形成对骨骼、心血管和神经系统等多系统的充分保护作用。

是否使用 MHT 应由女性本人、医生在权衡利弊后决定，既要考虑到 MHT 的风险（如心脏病和乳腺癌的患病风险增加），也要考虑到治疗带来的益处（如缓解严重的更年期症状、改善骨质疏松症）。如果需要使用，通常

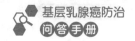
建议应用有效最低剂量，并尽可能短的时间应用。

19. 母乳喂养会降低乳腺癌发病风险吗?

母乳喂养可降低乳腺癌和卵巢癌发生风险，特别是持续母乳喂养一年或更长时间。母乳喂养有益于母亲，是一种自然避孕法（在分娩后头6个月内可达到98%的保护效率），有助于女性恢复至妊娠前体重并降低肥胖发生率。

20. 妊娠期会患乳腺癌吗? 妊娠期如何检查乳腺?

医学中妊娠相关乳腺癌是指妊娠期和产后1年内发生的乳腺癌，妊娠期女性的发病率为1/3 000，高于其他时期，可能与女性推迟生育有关。由于妊娠期间乳房的生理改变，包括乳房充血、肥大、腺体增厚和乳头溢液等，乳腺癌诊断变得困难，故妊娠期乳腺癌诊断时常较非妊娠期乳腺癌分期晚，伴随的转移更多，预后也更差。

乳腺超声没有辐射，敏感性和特异性较高，是妊娠期乳房包块首选的检查手段。孕妇进行乳房 X 线检查，胎儿辐射剂量小于 0.03 mGy，对胎儿是安全的，但由于孕产妇乳腺密度高，诊断价值有限，敏感性仅为 70%。MRI 检查不作为妊娠期乳腺癌常规辅助检查推荐。妊娠期间乳房的可疑恶性肿物都应当活检，尽快明确性质；在局部麻醉和超声引导下空芯针穿刺活检安全，敏感性高，乳瘘发生率低。

21. 肥胖和乳腺癌有关联吗？

女性进入更年期后，雌激素和孕激素水平降低，新陈代谢速率随之下降，更容易导致脂肪堆积而肥胖。绝经前，乳腺癌主要与卵巢产生的雌激素有关，更年期后卵巢不再产生雌激素，但肾上腺分泌的雄激素仍可转

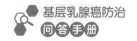
化生成雌激素，转化部位包括脂肪组织、肝脏和肾脏等，如果脂肪增加，雌激素也会相应增加，从而导致乳腺癌的风险增加，因此肥胖是乳腺癌发病的独立危险因素。有研究证实，与体重不增的女性相比，在18岁后体重增加25 kg的女性及绝经后体重增加10 kg的女性，绝经后发生乳腺癌的风险分别增加45%和18%，随着体重的增加危险度也增加。

📋 22. 吸烟和乳腺癌有关系吗?

烟草烟雾中含有至少69种致癌物，当人体暴露于这些致癌物中时，致癌物会引起体内关键基因发生永久性突变并逐渐积累，正常细胞生长调控机制失调，导致恶性肿瘤的发生。长期吸烟将显著地增加罹患乳腺癌的风险，吸烟史超过10年的女性患乳腺癌的概率是其他女性的3倍以上，尤其是青春期或者月经初潮前后开始吸烟的女性，患乳腺癌风险显著增高，绝经后女性主动吸烟也会显著增加乳腺癌发病风险。有乳腺癌家族史的女性吸烟对乳腺癌的相对危险度的影响更加显著。"二手烟"也可能增加其患乳腺癌的风险，国家卫生健康委员会发布的《中国吸烟危害健康报告2020》数据显示，我国吸烟人数超过3亿，2018年中国15岁以上的人群吸烟率为6%，很多女性处于被动吸烟状态。

📋 23. 饮酒和乳腺癌有关系吗？

研究表明，无论饮用含酒精饮料、啤酒、葡萄酒还是白酒，都会增加女性患乳腺癌的风险，相对危险度与饮酒程度成正比。美国一项随访10年的女性健康研究结果发现，每天摄入酒精量超过30 g，患乳腺癌风险比不饮酒的人提高了32%。可能的机制有三种：

（1）机制一：酒精促使血管内皮生长因子过度表达，酒精的刺激对动物体内胰岛素的敏感性产生影响，从而改变乳腺癌细胞的增殖和迁移。

（2）机制二：酒精会增加女性体内雌激素的水平，雌激素的刺激导致乳腺癌的发生，同时酒精中的代谢产物乙醛本身就是一种致癌物、突变剂和肿瘤启动因子。

（3）机制三：过量地摄入酒精会影响叶酸的代谢，导致叶酸缺乏，叶酸的缺乏引起染色体的断裂，最终导致癌症的发生。

📋 24. 经常锻炼身体可以预防乳腺癌吗？

运动被认为是预防疾病的一种手段。在世界范围内，6%～10%的慢性非传染性疾病（如：冠心病、2型糖尿病、乳腺癌和结肠癌等）与运动的缺乏有一定关系。大量流行病学证据表明运动可以降低患乳腺癌的风险，也有助于降低乳腺癌患者在治疗中的复发率。高强度运动能最大程度地降低患乳腺癌的风险，相对于高强度的运动，持续90～120分钟的低强度运动（如散步、游泳、慢跑、八段锦或太极拳等）能更有效地改善疲劳度、提高生活质量。美国癌症协会（ACS）的研究发现，相对于每周步行 3 小时的女性，每周步行 7 小时及以上的女性绝经后患乳腺癌的风险降低了 14%。

📋 25. 情绪和乳腺癌有关系吗?

传统医学认为，乳腺疾病与情志有关，忧郁、焦虑、思虑过多会导致气血不畅、经络堵塞，久而久之，乳腺就会出问题。现代医学认为，长时间抑郁、焦虑、过度劳累、精神紧张等，可作用于机体的下丘脑 - 垂体 - 卵巢轴，导致垂体前叶和卵巢功能失常，使黄体生成素分泌减少，孕激素、雌激素、催乳素等分泌增多，乳腺长期处于这种增殖不能恢复或者恢复不完全的状态，会导致乳腺增生、乳腺结节、乳腺肿瘤等相关疾病的发生。另外，负面情绪会导致机体免疫力下降、睡眠差、情绪急躁，这些都是癌症的危险因素。在生活中应尽可能调整好心情，正确处理各种矛盾，多锻炼身体，感受大自然的乐趣，热爱生活。

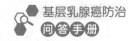

📋 26. 熬夜和乳腺癌有关系吗?

"日出而作,日入而息"是长期以来人类适应环境的结果,现代社会快节奏的生活方式导致越来越多的人成为"夜猫子",不良习惯会导致肥胖、心血管疾病、记忆力下降等。有研究发现,夜班工作与乳腺癌风险之间存在着较高的关联性;作息规律的女性患乳腺癌的风险更低,早起早睡的女性比熬夜晚睡的女性患乳腺癌的可能性更小;另外,超过 8 小时的睡眠,也会增加患乳腺癌的风险。尽管目前没有任何证据证明乳腺癌和失眠有关,但是如果长期睡眠不佳,可能会出现焦虑、抑郁等情绪,会在一定程度上影响机体的免疫功能,可能会增加乳腺癌风险。

📋 27. 穿戴过紧的胸罩对乳腺健康有影响吗?

胸罩的主要作用是承托和保护乳房。合理地穿戴胸罩可以缓冲外力的冲击,减少乳房本身的震颤。胸罩穿戴时不要过紧，尽量选用棉制品，运动时应该穿运动型胸罩。有研究发现，胸罩罩杯的大小、新旧、每天穿戴的时间、有无钢圈、初戴年龄与任何一种乳腺癌的风险都无关系。但是穿戴过紧的胸罩可能导致乳房血液循环及淋巴循环不畅，从而导致乳房的不适，引起乳腺胀痛、肿胀等症状。

📋 28. 精神压力过大会引发乳腺癌吗?

精神压力是一种人体内心对外在事物的反应，若存在长时间的精神压力，可能会引发一系列不良反应，如压抑、焦虑、抑郁等。精神压力过大，会引起女性内分泌紊乱，增加患乳腺癌的风险。有研究提示，慢性压力会促进肾上腺素水平异常升高，通过改变乳腺癌的糖酵解水平引起肿瘤微环境的酸性增强，从而促进乳腺癌肿瘤干细胞的生存，由此揭示乳腺癌发生发展的新机制。所以，建议接纳压力、分解压力、保持健康的生活方式、及时调整心态、

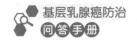
积极交流，严重时可以寻求心理疏导和药物治疗。

📋 29. 乳房按摩能保养乳房吗？

乳房主要由乳腺组织、脂肪组织和纤维结缔组织构成，理论上认为适度的按摩能够促进胸部血液以及淋巴循环，刺激激素的分泌，可能有增强胸部弹性、刺激胸部变大的效果。中医点按穴位和经络的手法能疏解肝郁气滞带来的乳房疼痛等症状，能放松心情，起到相应的保健作用。乳腺按摩可促进乳房的血液循环及淋巴循环，是否可预防乳腺癌目前没有确切的数据支持。对于常见的乳腺疾病（如纤维腺瘤、乳腺增生等），没有任何研究证明按摩对缩小或消除乳房肿块有效。

📋 30. 预防乳腺癌，饮食上应注意些什么？

美国癌症研究协会（AACR）公布的《国

际防癌守则十五条》对预防乳腺癌饮食注意事项进行了阐述，结合《中国居民膳食指南（2022）》，乳腺癌患者饮食建议如下：

（1）以植物食品为主：食用以全谷类食物、蔬菜和其他植物为主的饮食。平均每天摄入 12 种以上的食物，每周 25 种以上，合理搭配。

（2）多吃蔬果：每天膳食中应包含 300 g 的新鲜蔬菜，其中深色蔬菜占 1/2，200～350 g 新鲜水果。

（3）多吃谷类、豆类、根菜类：每天摄入谷类 200～300 g。

（4）最好不饮酒或限制饮酒：每日酒精摄入量小于 15 g。

（5）限制肉类食品：少吃红肉和加工肉制品，适当多吃去皮禽肉和深海鱼肉，以补充蛋白质。

（6）控制动物脂肪摄入。

（7）少吃盐：成人每天的盐摄入量不应超过 5 g。

（8）多吃生鲜食品：罐头等加工食品，

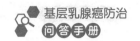
建议少吃。多吃新鲜蔬菜、水果，食物尽量不要剩下，放置时间太长的剩菜剩饭不建议食用。

（9）食物要保鲜：食品应冷冻、冷藏保存，但不可存放太久。

（10）注意食品安全：加工食品中的某些添加物，会使体内产生突变物质，增加患癌风险。

（11）烹调方法要科学：家里烹调食物应以煮、焯、蒸、生吃等为主，尽量避免油炸、腌制、烧烤等。

（12）少吃营养剂和补品。

（13）戒烟，不酗酒。

📋 31. 吃保健品对乳腺有好处吗？

保健品是保健食品的通俗说法，也可称为膳食补充剂。美国塔夫茨大学和哈佛大学的研究团队，评估了膳食补充剂（如钙剂、维生素 A、维生素 D 等）对预防癌症、预防心血管病的获益或风险。结论显示，膳食补充剂没有降低全因死亡率的效果，过量摄入某些营养素可能带来有害作用。大多数保健品的成分在常见食物中都能找到，所以没有什么特殊的保健品对乳房有好处，平时做到均衡饮食即可。

32. 豆制品和乳腺癌有关系吗？

过量的雌激素是女性乳腺癌高发的重要原因，体内过高的雌激素水平会增加乳腺癌的风险。豆制品里有一个非常重要的物质——大豆异黄酮，被称为植物雌激素，是一类天然存在于植物中的非甾体类化合物，结构和生物活性与雌激素相似。但异黄酮的雌激素样生物活性低，且当人体内雌激素水平高时它会发挥负向作用，一定程度降低乳腺癌的患病风险。研究发现，豆制品不但不增加乳腺癌的患病风险，相反还可以预防乳腺癌，对乳腺癌患者的预后也起到积极作用。

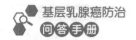
📋 33. 经常吃鸡肉会增加乳腺癌发病风险吗?

鸡肉富含大量的优质蛋白质,是磷、铁、铜、锌的良好来源,容易被人体吸收、利用,尤其乳腺癌术后恢复的患者,多食用鸡肉有助于解决虚弱无力等问题。部分患者认为市场售卖的鸡肉可能含有激素,因担心增加乳腺癌发病风险或加重病情而拒绝食用鸡肉。购买正规渠道的鸡肉,均衡饮食,吃鸡肉不会增加乳腺癌发病风险。

📋 34. 高脂肪食物和乳腺癌有关系吗?

高脂肪食物是指各种饱和及不饱和脂肪酸含量高的食物。核桃、芝麻、花生、油炸食品、肥肉、动物内脏、奶油制品都属于高脂肪食物。有研究认为高脂饮食可以增加乳腺癌发生的风险,主要原因可能是高脂饮食引起的体重增加导致肥胖,过剩的脂肪可以转化为雌激素,并且增加乳腺组织对雌激素的敏感性,雌激素水平的升高，提高了激素依赖性乳腺癌的发病率。同时，高脂饮食可能使月经初潮时间提前，也加大了乳腺癌的发病风险。高脂肪食物的过量摄入不仅可能增加乳腺癌的风险，更与心血管疾病等密切相关，因此需要注意控制饮食，避免长期大量高脂、高热量饮食。

📋 35. 咖啡和乳腺癌有关系吗?

研究表明，咖啡与女性乳腺癌发病之间没有关联，或者存在适度的反向关联。2021 年《欧洲营养学杂志》汇总了 269 篇论文的数据发现，在绝经后女性和携带 *BRCA1* 突变的女性中，咖啡与乳腺癌的风险呈负相关，乳腺癌患者术后饮用咖啡，尤其是在服用他莫昔芬治疗期间服用咖啡，可减少早期复发事件的发生。也有研究显示，使用速溶咖啡的女性与乳腺癌风险增加显著相关，饮用煮咖啡的女性与乳腺癌风险呈负相关，这有可能与速溶咖啡中含有糖、脂等成分有关。

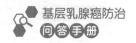
📋 36. 喝茶与乳腺癌有关系吗?

许多研究证实，茶能够降低心血管疾病及癌症发病率和全因死亡率，其原因可能为茶中含有的黄酮类化合物具有抗癌功效。有研究表明，喝茶可以降低乳腺癌发生风险并降低确诊乳腺癌后的死亡率。

乳腺癌筛查篇

📋 37. 如何才能发现早期乳腺癌?

定期进行乳腺癌筛查,接受乳腺超声和/或乳腺钼靶检查是发现早期乳腺癌最好的办法。超声可以发现临床查体不可触及的早期乳腺癌病灶,而以细小钙化灶为表现的乳腺原位癌往往只能通过乳腺钼靶检查才能发现。同时,定期进行乳房自检可以作为补充方式。

📋 38. 乳腺自我检查有必要吗? 该如何做?

乳腺的自我检查是指每个女性对自己的乳房定期的自我检查,目前的研究数据显示，自我乳房检查并不提高早期乳腺癌的诊断率。提倡定期进行乳腺自我检查，主要目的是让女性对于乳腺检查和筛查有足够的重视。从检查方法来说，乳腺自我检查并非专业检查，但可以提醒女性"我应该定期去做检查"，让其有疑问时及时寻求医生的帮助。我国目前有效的筛查方法尚未普及到每个适龄女性，在机会性筛查的过程中，发现很多患者都是因为自我检查后发现乳房异常来就诊，表明自我检查也起到了一定积极作用。

自我检查方法：从月经来潮开始计算，在月经第7～10天，选择一个比较隐蔽的环境，脱掉上衣。

（1）第一步：通过镜子观察乳房的外形是否对称，皮肤是否有异常。

（2）第二步：触摸乳房的各个象限以及乳头后方、腋窝是否有硬块或者局部疼痛。

（3）第三步：挤压乳头观察是否有液体流出。只要对自己检查的结果有所怀疑就应该向专业医生求助，进行相应的医学检查。

📋 39. 乳房出现哪些情况要引起重视？

乳腺癌的表现多种多样，发现以下情况应该引起重视：

（1）外观异常：乳头、乳晕皮肤出现反复的溃疡不愈合，要考虑湿疹样癌，是一种特殊类型的乳腺癌；乳头近期出现凹陷，可能是肿瘤牵拉乳头所致；乳房皮肤出现大范围的红肿，疼痛不明显，不发热，要考虑炎性乳腺癌的可能；皮肤出现酒窝征，可能是肿瘤侵犯韧带牵拉所致；皮肤出现橘皮征，可能是肿瘤侵犯皮肤所致。

（2）肿块：乳房内出现质硬、边界不清的肿块；腋窝内有可触及的肿块。

（3）乳头溢液：乳头有液体流出，或内衣上有印渍，尤其是血性溢液，有乳腺癌的可能。

📋 40. 乳腺癌从乳房外观能看出来吗？

乳腺癌可能会引起乳房外观的变化，比较

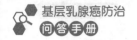

常见的表现有七种。

（1）橘皮征（图 3-1）：可以看到乳房皮肤呈橘皮样改变，呈现小的、浅的、多发的凹陷，颜色不一定发生变化。

（2）酒窝征（图 3-2）：是指乳房的皮肤就像脸上的酒窝一样向下凹陷，与橘皮征相比要凹陷得更明显，一般孤立存在。

（3）乳头溃疡（图 3-3）：乳头表面的皮肤溃烂，皮肤缺损，反复用药治疗不见好转。

（4）乳头溢液（图 3-4）：挤压乳头见血性或者咖啡色溢液，或者从内衣上见到黑色或者深色的印渍。

（5）乳头凹陷（图 3-5）：尤其是最近出现的乳头凹陷。

（6）皮肤红肿：但是没有疼痛，不发热，有或没有明显肿块。

（7）肿瘤直接侵犯皮肤或突出皮肤。

以上这些乳房外观的表现都提示患乳腺癌的可能性，但并非这些症状出现以后就一定是乳腺癌，发现这些问题后需要前往专科医院就诊以明确诊断。

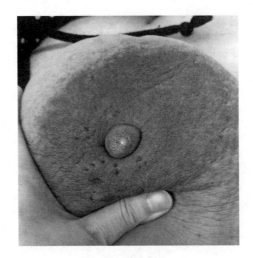

图 3-1　橘皮征

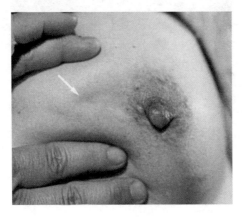

图 3-2　酒窝征

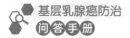
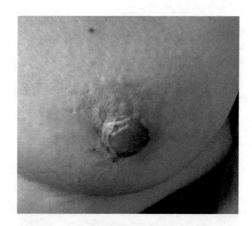

图 3-3　乳头溃疡

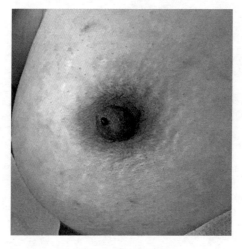

图 3-4　乳头溢液

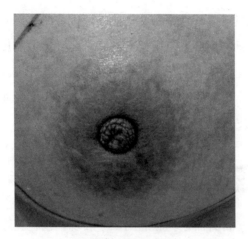

图 3-5　乳头凹陷

📋 41. 什么是乳腺癌的橘皮征?

橘皮征是乳腺癌的一个表现,是由于癌细胞阻塞乳房皮下淋巴管引起乳房皮肤肿胀而毛囊处形成许多点状凹陷,形似橘皮的现象。乳房皮下淋巴网十分丰富,当癌细胞接近皮肤时,常常会侵入和阻塞皮下淋巴管,造成淋巴液循环障碍,皮肤因淋巴液滞留,会导致不同范围和程度的水肿而高于正常皮肤,但乳房皮肤有密集的毛囊分布,而毛囊处的皮肤与皮下

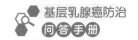
组织连接较为紧密，不能随周围皮肤一同肿胀高起，就形成了密集的点状下陷，形似橘皮样改变。橘皮征是乳腺癌中晚期的皮肤表现。但并非所有的橘皮征都是乳腺癌，乳腺的炎症侵犯皮下淋巴管网同样可能形成橘皮征。

📋 42. 什么是乳腺癌的酒窝征？

酒窝征是乳腺癌的一个表现。包裹乳腺腺体的胸壁浅筋膜发出许多小的纤维束，向深面连于胸肌筋膜，在浅面连于皮肤，对乳房起支撑和固定作用，称乳房悬韧带，又称库珀（Cooper）韧带。随着年龄的增大，韧带松弛，乳房出现下垂。酒窝征就是因为肿瘤侵犯到这个韧带，使得该韧带缩短，就可能拉动皮肤往回缩，正常乳房的外形是均匀弧形的，当回缩出现，就会在圆滑的皮肤表面出现一个酒窝一样的凹陷。

📋 43. 什么是乳头溢液？

很多人在日常生活中发现乳头表面有液体

流出来，在医学上称为乳头溢液。乳头溢液有生理性和病理性两种情况。

（1）生理性的乳头溢液：为妊娠期和哺乳期出现的溢液，挤压乳头时，双侧乳头或多个乳孔同时流出液体，多为乳汁样或稠厚黄色液体。

（2）病理性的乳头溢液：多为单侧乳头或单个乳孔流出液体，也可为双侧乳房多孔溢液，乳头溢液的性状主要有血性、浆液性、清水样、乳汁样及脓性等。病理性乳头溢液的常见原因有良性肿瘤（导管内乳头状瘤）、恶性肿瘤、导管内炎症、乳腺增生性疾病等。

出现乳头溢液，并有下列情况之一者，建议及时到乳腺专科门诊就诊：①年龄40岁以上；②血性溢液；③单侧尤其是单一导管溢液；④乳房局部可触及肿块；⑤成年男性的任何性状的乳头溢液；⑥在非妊娠期或非哺乳期，双侧乳头出现乳汁样溢液。乳腺专科门诊医生会根据具体的病情，通过催乳素、乳腺超声、乳腺钼靶及乳管镜等检查判断引起乳头溢液的原因。

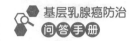
📋 44. 乳头血性溢液意味着乳腺癌吗?

乳头血性溢液从视觉上来看就是各种红色的"乳头流水",有的是浅红色类似于杨梅汁,有的是暗红色像即将凝固的血液,有的呈咖啡色。这类血性溢液,属于病理性溢液,是乳腺疾病常见的症状之一。出现乳头血性溢液存在患乳腺癌的可能,是一个需要十分重视的临床表现。在门诊中,如果遇到乳头血性溢液的患者,即使其他检查(包括乳腺超声、乳腺钼靶及乳腺MRI)均未发现明显的恶性病变表现,患者仅有乳头血性溢液这一项阳性指征,仍然建议行溢液乳段切除术。乳头溢液患者可以行乳管镜检查,但乳腺癌多数发生于末梢导管处,即使进行乳管镜检查,也可能无法发现病灶。

虽然乳头血性溢液与乳腺癌相关,但乳腺癌仅仅占少数比例,更多的情况是导管内乳头状瘤,此病变推荐的治疗方式是手术。所以,发现乳头血性溢液后,应首先完善检查,之后进行手术,根据病理结果再决定后续治疗方案。

📋 45. 乳头溢液需要做什么检查?

乳头溢液大多症状轻微、对生活干扰小,因此患者自身的不适容易被忽略。乳腺常规体检一般包括临床查体、超声检查及钼靶检查。乳头溢液多数情况仅表现为乳头内的微小病变,超声检查有时能发现扩张的导管,有时甚至完全看不到异常影像,当乳头溢液的原因是导管内癌时,有时可表现为成簇分布的可疑钙化,这在钼靶检查中可被发现。临床查体是发现乳头溢液的"利器"。

查体时,医生会使用专业的手法挤压乳头来查看是否有溢液,并根据溢液的性质等作出初步的诊断。双侧乳房多孔溢液更多考虑与催乳素水平异常有关,建议检查血催乳素。当发现病理性乳头溢液时,首选乳管镜检查,当不具备乳管镜检查条件时,则推荐乳管造影检查,必要时手术。

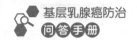
📄 46. 什么是乳腺癌筛查？参加乳腺癌筛查有必要吗？

乳腺癌筛查的目的是在无症状人群中识别和发现具有进展可能的癌前病变患者以及早期浸润性癌患者，从而能早期发现、早期诊断及早期治疗，最终降低人群乳腺癌的死亡率。

我国多数地区可提供免费的乳腺癌筛查服务，主要针对35～64岁女性，每3年1次，具体项目包括：

（1）乳腺临床检查：包括乳腺的视诊、触诊，并筛选出乳腺高危人群。

（2）乳腺超声筛查：在乳腺临床检查后进行。

（3）乳腺钼靶检查和乳腺活检：乳腺癌高危人群及乳腺临床检查、乳腺超声检查发现可疑异常需进一步检查者，应按照医生建议进行乳腺钼靶检查和/或乳腺活检及组织病理检查等。

乳腺癌的治疗效果与发现时的病期早晚有关。原位癌几乎100%可以治愈，Ⅰ期乳腺癌90%以上能治愈，而Ⅱ期及Ⅲ期治愈率仅为

70%和50%左右。因此定期乳腺癌筛查非常有必要。早期乳腺癌无明显症状或体征，只有定期参与乳腺癌筛查，才能尽早发现，及时诊断和规范治疗，提高乳腺癌治愈率和生存质量。

📋 47. 从什么年龄开始参与乳腺癌筛查?

乳腺癌一般风险人群指除高风险人群以外者。《中国抗癌协会乳腺癌诊治指南与规范（2024年版）》中建议，一般风险人群乳腺癌筛查的起始年龄为40岁；乳腺癌高风险人群，可将筛查起始年龄提前到40岁之前。

📋 48. 乳腺癌筛查方案，人人都一样吗?

乳腺癌高风险人群：①携带与乳腺癌相关的突变基因，或具有乳腺癌、卵巢癌家族史，即一级亲属中有乳腺癌或卵巢癌患者的女性；②乳腺组织密度高（中国女性的乳腺组织多属于密度较高的类型）；③月经初潮早（<12岁）或绝经迟（>55岁）；④未婚、未育、头胎

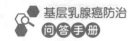

足月妊娠时年龄 >30 岁，以及未经历过哺乳等；⑤经乳腺组织病理检查证实乳腺非典型增生；⑥胸部因某种原因接受过高剂量放射线照射；⑦长期服用外源性雌激素，如接受女性激素替代治疗等；⑧绝经后肥胖、长期过量饮酒等；⑨卵巢上皮癌、输卵管癌、原发性腹膜癌病史。

一般风险人群筛查建议：除每月 1 次乳腺自我检查，不同年龄有其具体的筛查建议。① 20～39 岁：虽然相关指南中不推荐对该年龄段人群进行乳腺癌筛查，但随着乳腺癌年轻化趋势，临床上建议该年龄段的女性可进行每年 1 次的乳腺超声检查；② 40～70 岁：建议每 1～2 年进行一次乳腺钼靶检查，对致密型乳腺，推荐与乳腺超声检查联合；③ 70 岁以上：建议每 1～2 年进行一次乳腺钼靶检查。

高风险人群筛查建议：①推荐起始年龄更早（<40 岁）开展乳腺癌筛查；②每年行 1 次乳腺钼靶检查；③每 6～12 个月行 1 次乳腺超声检查；④每 6～12 个月行 1 次乳腺临床检查；⑤必要时联合乳腺 MRI 检查。

📋 49. 不同乳腺癌筛查项目的作用一样吗？

乳腺癌筛查项目包括乳腺钼靶检查、乳腺超声检查、乳腺临床检查、乳腺自我检查及乳腺 MRI 检查。不同筛查项目作用不一。

（1）乳腺钼靶检查：对乳腺钙化较为敏感，易于发现以乳腺可疑钙化为主要表现的乳腺癌。

（2）乳腺超声检查：对乳腺结节较为敏感，易于发现以乳腺结节为主要表现的乳腺癌。在乳腺钼靶的基础上联合乳腺超声检查，相比于单独应用乳腺钼靶检查，有更高的筛查灵敏度。

（3）乳腺临床检查：可作为乳腺钼靶或乳腺超声检查的有效补充。

（4）乳腺自我检查：可尽早发现异常。建议每月 1 次，绝经前女性选择月经来潮后 7～14 天进行。

（5）乳腺 MRI 检查：可作为乳腺钼靶、乳腺临床检查及乳腺超声检查发现的疑似患者的

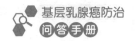
补充检查，可与钼靶检查联合应用于 *BRCA1/2*
基因突变携带者的乳腺癌筛查。

📋 50. 有必要做乳腺癌相关基因检测吗?

癌细胞与人体正常细胞不同，其中最重要
的不同是癌细胞中有不少基因是变异的。乳腺
癌的发生和发展是一个复杂的过程。乳腺癌基
因检测是利用乳腺癌患者的血液、体液、组织
或细胞等生物样本，从基因水平进行检测的技
术，把变异的基因找出来。

乳腺癌基因检测的意义：

（1）指导靶向免疫治疗：靶向药物疗效好
且特异性强，只适合有特定基因突变的人群。
完善基因检测后就可以知道是否有基因突变和
哪些基因发生突变，可以使用相应的靶向药物
针对这个突变基因进行治疗。

（2）提示耐药原因，寻找新的治疗靶点：
部分基因突变会导致特定药物使用一段时间后
产生耐药，完善基因检测后可找到耐药的原
因，同时指导更换其他药物治疗。

（3）辅助治疗决策：部分基因突变后使乳腺癌术后复发风险增加，完善基因检测可判断复发风险，指导术后化学治疗（简称化疗）。

（4）评估遗传风险：乳腺癌高风险女性行乳腺癌易感基因检测，有助于明确患癌风险。检测出易感基因突变的女性可以通过定期筛查、药物干预、预防性乳房切除等手段提前干预，以期降低乳腺癌发病风险或提高早期诊断率。

目前，《中国抗癌协会与中华医学会肿瘤学分会乳腺癌诊治指南与规范（2024）》推荐乳腺癌患者进行全面的基因检测。在乳腺癌基因检测基础上，综合考虑患者的临床病理因素和其他个人情况，进行全面的判断和分析，有助于临床治疗决策。

📋 51. 乳腺检查的方式有哪些？

乳腺的检查方式有乳腺自我检查、乳腺临床检查、乳腺超声检查、乳腺钼靶检查、乳管镜检查、乳管造影检查、乳腺 MRI 检查。通

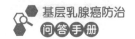
过以上检查发现乳房内存在可疑病灶时，则需要病理学检查来明确诊断。

📋 52. 为什么要做乳腺超声检查？

乳腺超声检查是一种无创、便捷、可重复且无辐射性的检查，针对乳房致密的腺体组织，可以清晰地显示乳腺有无肿块或结节等情况，还可以根据所显示肿块或结节的大小、形态、回声以及血流情况判断良恶性的概率，以支持医生对病灶性质的判断。乳腺超声检查适用于任何人群，一般风险人群建议每年进行 1 次乳腺超声检查；乳腺癌高风险人群，建议每 6～12 个月进行 1 次乳腺超声检查。如发现乳腺胀痛、肿块、乳头溢液、乳头内陷、乳房皮肤异常改变症状，需要及时就医，并行乳腺超声检查。

📋 53. 为什么要做乳腺钼靶检查？

乳腺钼靶是利用专用 X 线机，以低能 X

线拍摄乳房软组织影像的一种 X 线检查方法。这种方法目前用于乳腺癌初筛，是一种简便、可靠的无创检查技术，一般作为首选检查方法。乳腺钼靶检查有如下优点：

（1）该检查可以发现医生触摸不到的乳房肿块，帮助诊断早期乳腺癌，并可对乳腺病变进行定位、定性、随访监测等。

（2）乳腺癌有时并不表现为肿块或者结节，有时候仅表现为微小簇状钙化或局部腺体纠集，乳腺钼靶检查对检出这一类型的乳腺癌具有明显的优势，并且不完全依赖检查者的技术；乳腺钼靶结合乳腺超声检查，是目前国际上常用的乳腺检查手段。

（3）钼靶能够较清晰地显示双侧腋窝的情况。

（4）对于脂肪型乳腺，钼靶则能够较清晰地显示双侧乳房情况。

📋 54. 什么情况下需要做乳腺钼靶检查？

乳腺钼靶检查无创，检查过程简单，可重

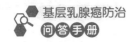

复进行定期筛查，尤其适合乳腺组织比较疏松的女性。钼靶检查在乳腺病变筛查、诊断和治疗监测中起着重要的作用，是乳腺癌筛查的首选影像学检查方法。对 40～69 岁的一般风险女性而言，建议每 2 年做 1 次钼靶筛查。以下情况需要做乳腺钼靶检查：

（1）月经初潮年龄在 12 岁以前、绝经年龄超过 55 岁及具备其他乳腺癌高风险因素的人群，筛查起始年龄可适当提前。

（2）有乳腺癌家族史；有乳腺疾病（尤其是乳腺癌）病史或手术史的患者，定期复查时可采用钼靶检查，监测病情变化。

（3）乳腺超声检查或其他相关检查发现乳腺异常需协助诊断者。

（4）乳腺超声检查发现可疑钙化时，需要进行钼靶检查进一步判断其性质。

📋 55. 乳腺钼靶检查对人体有害吗？

乳腺钼靶检查是 X 线的一种，大多数患者担心 X 线会有辐射风险，对人体有害。其实钼靶X线检查辐射剂量很小，其波长较长，能级比普通X线片或CT低，为软X线。乳腺钼靶检查每张照片患者接受的平均辐射剂量约为1.76 mGy（不同年龄、乳房厚度、摄片角度略有差异），相当于乘坐一次国际航班旅行在空中所接受的辐射剂量，这个辐射剂量对于人体是安全的。常规乳腺钼靶检查的射线剂量低，不会危害女性健康，且正常女性无须短期内反复进行乳腺钼靶检查。

📋 56. 乳腺影像学检查的BI-RADS分类有什么含义？

在医院里做乳腺超声检查、乳腺钼靶检查或者乳腺MRI检查时，在检查报告的下方有美国放射学会（ACR）的乳腺影像报告和数据系统（breast imaging reporting and data system，BI-RADS）分类。BI-RADS分类具体含义如下：

（1）0类：资料不全，需结合其他检查再评估（临床有体征，超声检查无征象者）。

（2）1类：未见占位，建议常规体检（1年

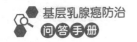
1 次)。

（3）2 类：良性病变，建议定期随访（6 个月到 1 年复检 1 次）。

（4）3 类：良性可能性大（恶性率≤2%），建议短期内随访（3～6 个月 1 次）。

（5）4 类：可疑恶性（恶性率为 3%～94%），需短期复查或考虑穿刺活检以明确诊断。4 类还可具体分为 4a（3%～10%）、4b（11%～50%）、4c（51%～94%）三类。

（6）5 类：高度可疑恶性（几乎认定乳腺癌，即≥95% 的恶性可能），需做临床处理。

（7）6 类：病理已经证实为恶性病变，做治疗前评价或新辅助化疗监测。

57. 什么是乳腺活检？

乳腺活检全称"乳腺活体组织检查"，即从乳房上取少许组织（包括肿物、淋巴结、皮肤等）进行病理学检查，以完成病理学诊断。通过病理诊断可以了解从乳房上取下来的组织是良性还是恶性病变，以帮助医师决定下一步的治疗方案。

临床查体、乳腺超声及乳腺钼靶检查等只能对乳房病变有一个初步推断，不能对病变的良性或者恶性作出定性的诊断。所以，当在乳房中发现"可疑"病变时，可通过活检的方式在乳房中取出组织，进行病理学检查，以明确病变的性质。

📋 58. 什么情况下需要做乳腺活检?

医生通过乳房查体、乳腺超声检查及乳腺钼靶检查等方法发现患者乳房内有可疑病变时，通过各种综合表现来进行判断，当怀疑乳腺病变有恶性可能时，即建议患者进行乳腺活检。临床中常见需要乳腺活检的情况如下：

（1）BI-RADS 分类评估乳腺病变结果为4类或以上。

（2）乳腺病变为 BI-RADS 3 类且合并乳腺癌家族史或其他乳腺癌危险因素，则进行穿刺活检的可能性更大。

（3）已高度怀疑是乳腺癌，拟做术前化疗

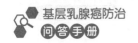

治疗，需活检送病理检查证实是乳腺癌并且指导用药方案。

📋 59. 乳腺病灶活检的方式有哪些？

乳腺病灶活检方式包括细针抽吸细胞学检查、空芯针穿刺活检、真空辅助微创旋切活检、开放手术切除活检。

（1）细针抽吸细胞学检查：利用细针穿刺吸取病灶部位中的细胞等成分做病理涂片，对乳腺病灶作出良恶性的诊断。多用于腋窝淋巴结是否癌转移的诊断。

（2）空芯针穿刺活检：用空芯针对乳房中的可疑病灶（肿块、增厚区域、钙化灶等）进行穿刺活检，取出部分组织进行病理学诊断。与细针抽吸细胞学检查相比，空芯针穿刺活检取出病灶组织相对多，在判断病灶性质及组织分级等诊断时相对准确。

（3）真空辅助微创旋切活检：是在影像学引导下进行，活检装置由真空泵和旋切刀组成。真空装置在电脑的控制下保持负压抽吸乳腺病灶部位，旋切刀进行旋转切割，通过标本运送系统将切取的标本运出体外。旋切活检在诊断时因可将病灶组织全部切除取出，所以更有助于病理准确诊断，对于良性病变也起到治疗作用。

（4）开放手术切除活检：是通过外科手术的方法将异常的乳腺组织切除，并且将切除的手术标本做病理检查以明确乳腺疾病的良恶性。

📋 60. 什么情况下需要做空芯针穿刺活检？

在乳腺查体、乳腺超声、乳腺钼靶或乳腺MRI 检查等提示乳腺内存在可疑病灶（肿块、增厚区域、钙化灶等）时，医生会建议对乳腺内可疑病灶进行穿刺活检。

乳腺空芯针穿刺活检对正常组织破坏小、穿刺孔相对较小，便捷且费用较低；和细针抽吸细胞学检查相比，取出的腺体组织比较多，能进行组织病理学检查，准确性相对较高，能

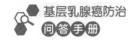
够在术前明确诊断良恶性并进行病理分型，是临床医生制订治疗方案首选的活检方式。在临床中常见的需要穿刺活检的情况如下：

（1）BI-RADS 分类≥4 类。

（2）BI-RADS 3 类且合并乳腺癌家族史或其他乳腺癌危险因素。

（3）具有乳腺癌新辅助化疗指征。

（4）需要进行病理学分类的乳腺良性疾病。

（5）所有可触及和不可触及肿块，包括超声、钼靶、乳腺 MRI 发现的肿块（除外表现为囊肿的肿块），BI-RADS 分 4 类及以上患者。

（6）对于隐匿性乳腺癌或腋窝肿大淋巴结的诊断和鉴别诊断（结核、肿瘤、转移瘤及其肿瘤来源）。

📋 61. 什么情况下需要做真空辅助微创旋切活检？

真空辅助微创旋切活检俗称乳腺微创旋切术，不同于传统的开放式的乳腺手术方法，微创旋切手术仅在皮肤上切开 3～5 mm 长的切口，运用真空负压装置在影像设备的引导下，完成乳腺单个或多个肿块的切除手术，具有术后乳房表面瘢痕小、术后恢复快等优势。在临床上，真空辅助微创旋切活检常被用于乳房良性肿物切除或乳房可疑病灶的活检，具体如下：

（1）影像可见的乳腺可疑病灶（结节或钙化）活检。

（2）乳腺单个或多个良性病灶（大小≤3 cm）的完全切除。

（3）病灶过小、过深及临床无法触及。

（4）空芯针穿刺活检结果为非典型增生的病灶或病理性质不明。

（5）新辅助化疗后的疗效判定。

📄 62. 什么情况下需要做开放手术切除活检？开放手术切除活检的优缺点有哪些？

对于经过穿刺活检仍然不能确定病理性质

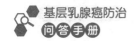
的乳房病灶，可考虑直接采用开放手术切除活检。目前主要包括两种情况：一是临床诊断为良性疾病的可能性非常大，而且肿块比较大（>3 cm）；另一种是肿块比较表浅，或者肿块靠近乳头乳晕位置。

开放手术切除活检的优点：活检组织充分，病理诊断结果准确。

开放手术切除活检的缺点：相比于其他乳腺活检方式，开放手术切除活检创伤相对较大，手术瘢痕可能影响美观，手术区的瘢痕等术后改变也会影响后续的影像学检查随访。对于乳腺恶性肿瘤患者，直接切除活检会导致患者失去术前新辅助化疗的机会。因此目前国内外指南不再推荐开放手术切除活检作为乳房肿物首选的诊断方式。

63. 超声引导下导丝定位技术是如何操作的？

对于临床上不能触及的乳房的微小病灶，由于患者体位的变动和乳房大小等因素的影响，超声体表标记的位置并不准确，导致手术中寻找病灶有一定困难，对于此类病灶可以在超声引导下利用带倒钩的金属导丝完成精准定位（图3-6）。导丝分为两部分，外面一层是针鞘，尖端十分锐利，可以刺入乳腺组织；在针鞘的内部是真正的导丝，头端呈倒钩形。手术前，先通过超声定位病灶位置，然后在超声引导下将针鞘穿刺置入病灶内，在确认针鞘尖端到达指定位置后，从针尖释放导丝，导丝的倒钩牢牢地钩住病灶，导丝的另一端保留在皮

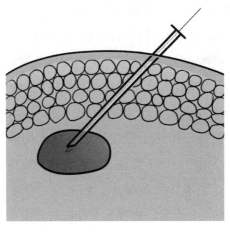

图3-6 超声引导下导丝定位技术

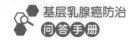

肤外面。手术时乳腺外科医生沿着导丝的方向解剖并切除导丝头端定位范围内的病灶。超声引导下导丝定位技术可以帮助外科医生术中快速、准确地找到结节并将其切除，缩短了手术时间，为乳腺小结节的术中精确定位提供了有效的方法，也是准确诊断和治疗的保证。

64. 钼靶引导下微创旋切技术是如何操作的？

钼靶定位联合微创旋切活检系统，在钼靶定位的辅助下，能够以较小的切口，精准地对乳腺内微小钙化灶进行活检。计算机立体定位系统精确定位，医生引导微创旋切系统对钙化灶进行准确切检，术后即刻进行乳房和切除标本摄片，检查病灶切除情况，保证手术切除的准确性。相比于传统开放式手术切除乳腺钙化，钼靶引导下微创旋切具有精确定位、切口小、手术切除范围小、恢复快、手术时间短、方便、安全、疼痛轻及住院时间短等诸多优势。

📋 65. 什么是术中冰冻?

术中冰冻,全称手术中冰冻切片快速病理检查,手术医生将术中切下来的组织标本迅速转交病理科,由病理科医生进行精准取材后,将标本放入冰冻机在 −20 ℃左右快速冷冻,经切片、染色、封片等多环节处理后,通过显微镜观察作出诊断。术中冰冻病理检查的全部流程一般在 30 分钟完成。病理医生确定切下来的组织是良性还是恶性,有助于决定下一步手术方案、了解恶性肿瘤的扩散情况(包括肿瘤是否有区域淋巴结转移等)及确定肿瘤部位的手术切缘有无肿瘤残留。因为冰冻切片取材有限及受到冰晶等因素影响,术中冰冻诊断难度大,切片质量与常规石蜡切片相比也有一定差距,冰冻诊断的准确率大约在 95%。

📋 66. 什么是乳腺良性疾病?

乳腺良性疾病,从字面上理解是相对于乳

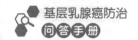

腺恶性病变而言的。乳腺良性疾病是一大类疾病的统称，根据组织学分型主要分为三大类：非增生性病变、不伴有异型性的增生性病变和非典型增生性病变。

（1）非增生性病变：①单纯性乳腺囊肿，在35～50岁的女性中很常见，可能导致疼痛；②乳头状顶浆分泌改变；③普通型轻度增生。后两项均是由于导管内上皮细胞的增加导致的。

（2）不伴有异型性的增生性病变：①普通型导管上皮增生症；②导管内乳头状瘤；③乳腺硬化性腺病；④乳腺放射状瘢痕，又称复杂硬化性病变；⑤乳腺纤维腺瘤是乳腺最常见的良性肿瘤，发病原因尚不清楚，可能和激素水平有关，主要是因为它们好发于15～35岁的女性，绝经后往往缩小。

（3）非典型增生性病变：即伴有异型性的增生。主要包括：①乳腺导管上皮非典型增生；②乳腺小叶非典型增生。

其他乳腺良性疾病还包括脂肪瘤、脂肪坏死、错构瘤、乳腺炎性疾病等。

📋 67. 乳腺良性疾病会变成乳腺癌吗?

相比于乳腺恶性疾病,乳腺良性疾病不会威胁到广大患者的健康,不同类型的乳腺良性疾病发展成恶性疾病的概率也不相同。

(1)非增生性的病变:通常不会增加乳腺癌风险。这一类疾病的治疗以减轻症状为主。

(2)不伴有异型性的增生性病变:可轻度增加乳腺癌的风险。其中普通型导管上皮增生症、乳腺放射状瘢痕不需要治疗,乳腺硬化性腺病、导管内乳头状瘤、乳腺纤维腺瘤需要医生进一步评估是否需要手术治疗。乳腺硬化性腺病发生乳腺癌风险很小。导管内乳头状瘤存在恶变倾向,被视为一种癌前病变,可同时存在乳腺导管上皮非典型增生、导管原位癌和浸润性导管癌。大部分患有乳腺纤维腺瘤的女性,并不会增加乳腺癌的风险,但是如果有乳腺癌家族史或者存在复杂性纤维腺瘤,乳腺癌的风险会轻度升高。

(3)非典型增生性病变,尤其是多灶性病

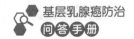

变，后期乳腺癌风险会大幅增加。是否需要行手术治疗，需听从乳腺专科医生的专业判断。所有非典型增生的患者，都需要密切随访，同时需要采取措施降低未来罹患乳腺癌的风险。乳腺导管上皮非典型增生及乳腺小叶非典型增生的患者需要停用口服避孕药，避免服用雌激素，并养成良好的生活习惯，必要时可以在医生的评估指导下服用药物预防乳腺癌。

（4）其他乳腺良性疾病：脂肪瘤、脂肪坏死不增加乳腺癌的风险；巨大纤维瘤需与分叶状肿瘤区分开，若确诊，推荐手术切除；复杂性纤维瘤当周围腺体组织出现多中心增生性改变时，发生癌症的风险轻度增加；错构瘤可能同时发生恶性肿瘤，推荐手术切除。

📋 68. 乳房疼痛是乳腺癌吗？

乳腺门诊医生遇到的最多主诉就是"乳房疼痛"，乳房疼痛是乳腺疾病常见三大症状之一。引起乳房疼痛的原因多种多样，最常见的是乳腺增生症，其他还有乳房外伤、乳腺炎性疾病等，心肌梗死、带状疱疹、肋软骨炎等疾病也会导致乳房疼痛。

当出现乳房疼痛时，应该及时去医院就诊，医生会通过查体及辅助检查，判断病情。如果抱着"等等看"的想法，有可能会造成病情延误。大多数乳腺癌无疼痛表现，极少部分早期乳腺癌、炎性乳腺癌和晚期乳腺癌，可能会有疼痛。其中，炎性乳腺癌容易和非哺乳期乳腺炎混淆，应予以重视。

📋 69. 什么是乳腺结节?

"乳腺结节"在临床上大多是指乳房的占位性病变，本身并不带有良恶性的含义。医生在看诊时，查体或者影像学检查发现有类似于"肿块"的病变，往往会给予"乳腺结节"的诊断，而该病变的性质则需要综合各项检查来判断。既然"乳腺结节"本身并不指代任何一种具体病变，所以也就谈不上是否容易癌变，

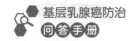

无须谈"结节"色变。

乳腺良性结节一般分为生理性和病理性。生理性结节多与卵巢分泌激素的周期有关，结节一般也呈周期性变化，时有时无；而病理性结节中，实性肿瘤性质的良性结节多数无法自行消失，且西医普遍认为药物的作用微乎其微，中医药有多种治疗手段。另外一些囊肿性病变有时也会被称为"结节"，这种病变不同于实性结节，有时其变化较大，有缩小甚至消失的可能。

70. 乳腺结节一定要活检吗？

"乳腺结节"本身并不指代任何一种具体病变。对于临床发现的结节样病变，活检指征如下：

（1）影像学检查任意一项提示 BI-RADS 4 类及以上者。

（2）结节生长迅速或 BI-RADS 分类升高。

（3）结节 >3 cm 或导致乳房外形改变，且患者有手术意愿时。

（4）无其他外科干预指征，但患者自身强烈要求手术。

📋 71. 什么是乳腺增生？

"乳腺增生"为病理学上的概念，大众所熟知的"乳腺增生"实为"乳腺增生症"，是临床上最常见的一种疾病，其为乳腺小叶和间质不同程度地增生或复旧不全所致的乳腺结构紊乱，中医称"乳癖"。该病一般表现如下：

（1）乳房疼痛，可表现为胀痛、刺痛或隐痛，多数与月经、情绪变化有关，或定位明确的非月经周期性疼痛。

（2）单侧或双侧乳房触及颗粒状结节、条索状结节以及局限性或弥漫性腺体增厚，部分可随月经周期性变化或情绪改变而增大、缩小，或变硬、变软。

（3）部分患者乳头可有溢液或瘙痒，溢液常为淡黄色、无色或乳白色浆液，血性溢液少见。

通过乳腺超声、钼靶等检查，排除其他疾

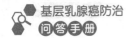
病后即可诊断本病。

📋 72. 乳腺增生症需要治疗吗？

乳腺增生症的治疗主要依据临床表现，包括乳房疼痛、乳房肿块。乳房疼痛可能与情绪变化有关，所以首选心理干预和生活习惯调整，建议患者情绪稳定，尽量减少生气、熬夜等，也可选择中医药治疗。表现为乳房肿块，需要与其他恶性疾病鉴别的患者，可以进行病理活检。

📋 73. 乳腺增生症会变成乳腺癌吗？

WHO 肿瘤组织学分类中将乳腺导管内增生性病变分为普通型导管上皮增生症、平坦型上皮非典型增生、导管上皮非典型增生和导管原位癌四类，后三者统称为导管上皮内瘤。临床上，"乳腺增生症"认为是以乳房疼痛、肿块为表现的一系列临床症状。国外有研究发现，普通型增生人群患乳腺癌风险为对照组的 1.5～2 倍，上皮非典型增生者的风险则为 4～5 倍，而原位癌的风险高达 8～10 倍。国内也有研究发现乳腺上皮非典型增生细胞到乳腺癌上皮细胞发展过程中，结构、功能和代谢特点发生了变化，从而导致最终的演变。这可能与细胞核 DNA 含量的异常、某些癌基因和抑癌基因表达产物增加有关。但是具体的基因改变规律尚未明确。临床上，应该注重对高风险人群的检查和随访，必要时对高风险人群进行活检。

📋 74. 乳腺炎会癌变吗?

按照发生时期，一般把乳腺炎分为哺乳期乳腺炎及非哺乳期乳腺炎。哺乳期乳腺炎一般指一系列由导管炎症和间质水肿引起的症状，包括导管狭窄、炎性乳腺炎、细菌性乳腺炎、蜂窝织炎、脓肿、积乳囊肿和亚急性乳腺炎。非哺乳期乳腺炎为一组发生在非哺乳期，病因不明、良性、非特异性炎症性疾病，其包括肉芽肿性小叶性乳腺炎、乳腺导管扩张症和导管

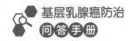

周围乳腺炎。

无论是哺乳期乳腺炎还是非哺乳期乳腺炎，均暂无文献证据证明其与乳腺癌风险相关。炎性乳腺癌的临床表现包括乳房局部炎症，与非哺乳期乳腺炎类似，故有时易漏诊，应加以重视。

📋 75. 什么是乳腺钙化？

钙化分为生理性和病理性。在骨与牙齿之外的任何软组织内出现的固态钙盐沉积，称为病理性钙化，乳腺钙化属于病理性钙化。目前钙化形成机制尚未明确，既往研究认为可能是组织细胞变性坏死引起的钙盐沉积，也可能是细胞分泌导致的钙盐沉着。恶性钙化往往随着肿瘤细胞的生长，钙化的数量增多、分布范围增加，且单位面积内的钙化数量也增多。近年有研究提出，乳腺癌微钙化的形成与肿瘤细胞内的游离 Ca^{2+} 有关。对于乳腺钙化，目前公认最敏感、最有效的检查方式就是乳腺钼靶检查。

📋 76. 乳腺钙化就是乳腺癌吗?

在影像学上,将钙化分为良性钙化和可疑恶性钙化。良性钙化大多是在组织坏死后钙盐沉积所致,从 X 线片上看,一般边界清晰、密度较高、颗粒较粗大,分布比较稀疏或双侧乳房均有,形态上看多以点状、卵圆形、粗大颗粒状、爆米花样、蛋壳样、粗线状、中空状为主,如纤维腺瘤可有爆米花样钙化,浆细胞性乳腺炎可有乳晕下区卵圆形或多发粗线状钙化等。可疑恶性钙化主要有粗糙不均质钙化、不定型钙化、细小多形性钙化、细线形或细小分支状钙化 4 种。

📋 77. 什么情况下需要做乳腺 MRI 检查?

乳腺 MRI 检查在乳腺癌筛查中并不是常规手段,可作为乳腺钼靶检查、临床查体或乳腺超声检查发现的疑似患者的补充检查手段,亦可与乳腺钼靶检查联合用于 *BRCA1/2* 基因突变携带者及高危人群的乳腺癌筛查。同时,

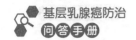
对于乳腺癌患者，MRI 也是一项不可或缺的检查。该检查对于乳腺癌检出具有高敏感性，有助于发现其他影像学检查不易发现的多灶病变，并可显示肿瘤对皮肤等周围组织的侵犯情况，也因此被推荐用于保乳手术前的评估及术后随访。乳腺癌发生癌转移时，往往首先波及乳房病变同侧的腋窝淋巴结，所以当发现转移性淋巴结而临床上又未发现乳房病灶时，乳腺 MRI 检查更易于发现乳房内隐匿的癌灶。在手术前进行的化疗，称为新辅助化疗。相比于其他检查，乳腺 MRI 检查更有助于帮助评估乳腺癌患者在新辅助化疗期间的疗效。

📋 78. 什么是乳腺导管镜检查？

针对乳头溢液有两种检查方式，其中一种是乳管镜（图 3-7）。乳管镜，顾名思义，就是拿一个小"镜子"去看乳管里是不是有什么问题。乳管镜类似于胃镜"缩微版"，它进入人体部分的直径不超过 2 mm，大概是圆珠笔尖的那个滚珠粗细，是一根细细长长的金属鞘管，里面就是电子纤维镜体部分；后面是医生操作部分及与主机的连接线。当镜体进入导管后，医生通过最前方的镜头可以看到乳腺导管内部的情况，如是否有管壁粗糙狭窄、瘤体占位等。做乳管镜之前，先要对乳管进行逐步扩张，第一次扩张之前无法注入麻醉药，所以第一下操作可能会引起疼痛。有的患者疼痛轻微，并且很快减轻，之后的操作过程也基本不会再有明显疼痛感，而有的患者由于寻找乳管开口的过程不顺利，疼痛会更明显。总体来说，疼痛程度都是正常成年人可耐受的。发现病变以后，医生会记录进镜方向及深度，以利于手术操作。

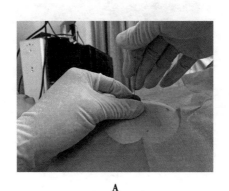

A

图 3-7　乳管镜操作

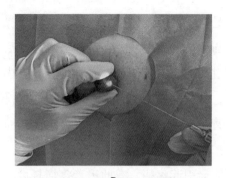

B

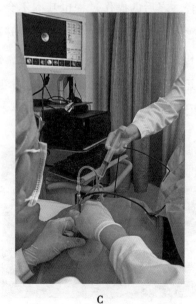

C

图 3-7（续）

A. 乳管镜检查中；B. 扩张后准备进镜；C. 进镜前扩张乳管。

乳腺癌诊治篇

📋 79. 乳腺癌早期、晚期是如何划分的?

　　乳腺癌的分期主要是根据肿瘤病灶的大小、腋窝淋巴结转移情况以及是否伴有其他脏器转移来确定的。

　　通常 T 代表肿瘤的大小，N 代表腋窝淋巴结转移的个数，M 代表是否有远处转移。例如 $T_1N_0M_0$，意思就是肿瘤病灶最大径≤2 cm，无腋窝淋巴结转移，无远处转移。

　　TNM 分期根据评估方式的不同，又分为临床分期（通常用"c"表示）和病理分期（通常用"p"表示）。临床分期是指医生根据临床查体，乳腺超声、钼靶、MRI 等影像资料进行的分期，而病理分期则是根据手术切除的标本进行病理检查后确定的分期。相对来

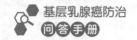

说，病理分期的准确度要优于临床分期。

在确定了 TNM 分期后，再依据肿瘤分期标准，将乳腺癌分为 0 期、I 期、II 期、III 期、IV 期。其中 0 期指原位癌，这是最早期的癌，$T_1N_0M_0$ 属于 I 期。临床上将 0 期、I 期的乳腺癌归为早期，IV 期一般是在诊断乳腺癌的同时伴有其他脏器转移，即 M_1，属于晚期。

📋 80. 乳腺癌的预后如何？

预后是指对于某种疾病最终结果的预测。关于乳腺癌的预后，医学上主要采用 5 年生存率、10 年生存率、无病生存率等指标进行分析和研究，一般不使用"治愈率"来描述预后。

乳腺癌的预后与患者的年龄、性别以及具体病情有关。一般来说，年龄大的乳腺癌患者预后优于年轻乳腺癌患者，女性乳腺癌预后优于男性乳腺癌。

除了年龄、性别因素，影响患者预后的主要因素还包括乳腺癌的类型、肿瘤的分期、肿瘤的分子分型、组织学分级等，病理检查中的一些免疫组化指标也能在一定程度上反映预后情况。在乳腺癌的不同病理类型中，小叶癌、小管癌、黏液癌等都属于预后相对较好的类型，这些类型的肿瘤一般发展较慢，出现淋巴结或者远处脏器转移的时间比较晚，所以相对预后较好。

乳腺癌的分期不同，预后也不同。早期乳腺癌的预后明显优于晚期，尤其是最早期的原位癌，在接受规范化的手术治疗后，很多能达到临床治愈，5年生存率能达到99%，预后最好。所以，通过乳腺癌筛查早期发现、早期诊断、早期治疗，对改善乳腺癌生存显得尤为重要。

此外，目前医学上已经可以对乳腺癌进行精准的分子分型，不同的分子分型预后也不同。例如 Luminal 型的乳腺癌预后优于人类表皮生长因子受体 2（Her-2）过表达型和三阴性的乳腺癌。病理检查中的一些指标也能在一定程度上反映预后，例如组织学分级 Ⅰ 级的预后要好于 Ⅲ 级，Ki-67 低表达的预后要优于高表达等。

总之，需要根据各种因素而综合判断乳腺癌患者的预后。根据 2022 年国家癌症中心发布的数据，我国乳腺癌的 5 年生存率已达到82%。随着我国乳腺癌筛查工作的不断开展，以及相关抗肿瘤新药的不断研发，乳腺癌的诊疗技术在不断进步，乳腺癌患者的预后情况也在不断得到改善。

📋 81. 乳腺癌的治疗方法有哪些？

乳腺癌的治疗包括多种综合治疗方法，主要包括手术治疗、化学治疗（简称化疗）、放射治疗（简称放疗）、内分泌药物治疗、靶向治疗、免疫治疗等，以及中医药辅助治疗；对于伴有心理疾病的患者，还可以求助于心理医生进行心理治疗等。

根据是否保留患侧乳房，乳腺癌的手术方式分为乳腺癌保乳手术和患侧乳房全切除术；对于乳房全切除术的患者，根据其病情及个体需求，还可以选择同时进行乳房再造的整形手术，如放置假体等。另外，根据患者的病情，有些患者需要同时行腋窝淋巴结清扫术，而有些患者则只需要通过前哨淋巴结活检术评估腋窝情况，如果没有前哨淋巴结转移，可以免除腋窝淋巴结清扫术；对于原位癌的患者，因其腋窝淋巴结转移的可能性非常低，有时只需要处理乳房的病灶就足够了。

化疗分为新辅助化疗和辅助化疗，新辅助化疗是指术前化疗，辅助化疗是指术后化疗，具体化疗用药方案需要根据患者具体病情确定。是否需要内分泌治疗、放疗、靶向治疗等其他治疗，需要医师根据患者病情来确定。

总之，乳腺癌的治疗是以手术治疗为中心的综合治疗。

📋 82. 得了乳腺癌都要做化疗和放疗吗？

乳腺癌的治疗是根据患者具体病情，参考很多因素，制订个体化治疗方案，并非所有的患者都要接受放疗或者化疗。

如果乳腺癌患者选择了保乳手术，通常都需要进行术后乳房放疗，以便达到与乳房全切

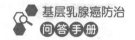
除术类似的治疗效果。此外，伴有腋窝淋巴结转移的患者，也需要接受放疗。

是否需要化疗，应参考患者年龄、肿瘤大小、腋窝淋巴结转移情况、病理学检查指标（如组织学分级情况、Her-2 表达情况、Ki-67 表达情况）等，部分患者还可以结合多基因检测结果来综合判断。对于肿瘤最大径 <2 cm、没有腋窝淋巴结转移、复发风险低，而且分子分型比较好（如 Luminal A 型）的患者，可能并不需要辅助化疗；一些高龄患者，或伴有其他基础疾病、无法耐受化疗的患者，可能也会免除化疗。

📋 83. 哪些乳腺癌患者不适合保乳手术？

乳腺癌患者是否可以保留乳房，需要结合患者的意愿以及病情来确定。

患者如果有明确的保乳意愿，且其病情也符合保乳条件，才考虑行乳腺癌保乳手术。如果患者在充分了解到保乳手术的好处和风险以后，明确表示拒绝保乳，医生应尊重患者本人的意愿进行手术。

不适合保乳手术的情况如下：

（1）要考虑肿瘤的大小以及患者乳房的大小。如果肿瘤体积较大，而乳房较小，在完整切除肿瘤之后，无法达到比较美观的效果，则不建议接受保乳手术，除非患者愿意同时接受相应的肿瘤成形手术（如背阔肌皮瓣）以保持乳房的外形。

（2）肿瘤病灶多发且分散在乳房不同象限的患者，或虽然摸上去肿块不大，但影像学检查发现病灶范围较广泛或乳腺钼靶检查伴有广泛可疑钙化的患者，如果强行保乳，容易造成肿瘤残留，导致术后短期内肿瘤复发，不适合行保乳手术。

（3）由于乳腺癌保乳手术后，往往需要接受乳房放疗，对于无法接受术后放疗的患者（如妊娠期女性、伴结缔组织病患者），不适合行保乳手术。

携带乳腺癌易感基因 *BRCA1/2* 突变的患者是否可以接受保乳手术，目前仍有争议。部分临床研究显示此类患者接受规范的保乳手术

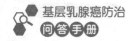
和术后放疗，复发转移风险并未明显增加。

📋 84. 乳腺癌患者可以不做手术吗?

原则上，只要确诊为乳腺癌患者，都应接受乳腺癌根治性手术。即使部分乳腺癌患者通过新辅助化疗等治疗，肿块完全缩小至消失，乳腺超声、钼靶或者 MRI 都无法再检测到肿瘤，仍然需要接受手术治疗，因为目前尚没有证据证明此类患者不接受手术的安全性。

但是，高龄患者，或者伴其他较严重的基础疾病、无法耐受手术的患者，或者已经发生远处脏器转移的患者，需要充分权衡手术治疗的利弊，可能仅考虑药物治疗，而非手术治疗。

📋 85. 如何读懂乳腺癌术后病理报告?

一份完整的乳腺癌术后病理报告包括乳腺肿瘤的大小、病理类型、组织学分级、周围组织或血管及淋巴管侵犯情况、腋窝淋巴结转移情况、免疫组化等。乳腺肿瘤的大小与肿瘤分期和预后有关，通常肿瘤越大，分期越晚，预后也越差。不同的肿瘤类型预后不同，例如浸润性小叶癌的预后一般要优于浸润性导管癌，原位癌的预后往往会优于浸润性癌。病理组织学分级一般分为Ⅰ级、Ⅱ级、Ⅲ级，级别越高，恶性度越高，预后就越差。进行了前哨淋巴结活检或者腋窝淋巴结清扫手术的患者，病理报告中还会描述淋巴结检出的个数和伴有癌转移的个数，淋巴结转移个数越多，提示病情更严重。进行乳腺癌保乳手术的患者，病理报告中还会描述切缘的情况，如果切缘没有检测到肿瘤，则为阴性，反之则为阳性；切缘阳性的患者，可能需要接受二次手术，进一步扩大切除范围或者直接行乳房全切除术。

另外，病理报告中很重要的一部分内容就是免疫组化结果，这是帮助医生进行乳腺癌精准分型、精准治疗的重要指标。其中最重要的指标就是雌激素受体（ER）、孕激素受体（PR）、Her-2、Ki-67。根据这些指标，可以把乳腺癌进一步分为Luminal A型、Luminal B

型、Her-2 过表达型、三阴性，再结合患者年龄、肿瘤大小等情况，可制订更加精准的后续治疗方案。

📋86. 乳腺癌术后如何复查?

术后定期复查随访是乳腺癌全程管理的重要内容。检查的主要目的是明确是否存在局部肿瘤复发和远处脏器转移。

根据《中国浸润性乳腺癌诊治临床实践指南（2022 版）》建议，乳腺癌患者术后 2 年内，一般每 3 个月随访复查 1 次；术后 3～5 年，每 6 个月随访复查 1 次；术后 5 年以上，每年随访复查 1 次，直至终身。随访期间如果出现症状，则应随时就诊检查。

术后复查的项目主要包括：乳房及淋巴引流区域的超声检查、乳腺钼靶、胸部 CT、腹部超声或 CT 等影像检查，血常规、肝肾功能、血脂、肿瘤标志物等实验室检查。接受保乳手术的患者，或者需要作为其他影像学检查的补充时，可考虑乳腺 MRI 检查。如果出现骨痛等相关症状需排除骨转移者，酌情选择骨扫描检查；如果出现头痛等症状需要排除脑转移的患者，酌情选择头颅 CT 或者 MRI 检查；服用他莫昔芬内分泌治疗的患者，建议每3～6 个月进行 1 次妇科检查及妇科超声检查，需要监测子宫内膜的厚度；绝经后或服用芳香化酶抑制剂的患者，建议每年 1 次骨密度检测，以明确是否存在骨质疏松或骨质疏松的严重程度等。

87. 乳腺癌"扩散了"还能治吗？

乳腺癌如果出现远处脏器转移，往往提示患者已处于乳腺癌的晚期阶段，预后不佳，俗称乳腺癌"扩散"。

虽然癌细胞已转移到远处脏器，但并不意味着不再有治疗方法。事实上，很多伴有远处转移的乳腺癌患者，在接受正规的抗肿瘤治疗以后，仍然有可能长期存活。

乳腺癌除了会发生淋巴结转移以外，癌细胞还有可能通过血液循环，转移到其他脏器，

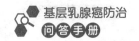
如骨、肝脏、肺、脑等。同样是发生远处转移，不同的转移部位、转移数量会导致不同的后果，其严重程度也有很大的区别。例如，有些患者的癌细胞转移到上肢或下肢骨上，虽然会引起局部疼痛，甚至发生病理性骨折，但往往并不会致命，相对来说并不危险，通过科学的治疗，有可能控制或延缓肿瘤的发展，从而达到长期生存。

大多数发生全身转移的乳腺癌患者，化疗、靶向治疗、免疫治疗、内分泌治疗等全身治疗是控制肿瘤发展的主要手段；对于部分患者，放疗和手术等局部治疗也有改善症状、延长生存的作用。

所以，乳腺癌"扩散"并不代表"没得治"，随着医疗技术的进步，以及更多抗肿瘤药物的研发，部分晚期乳腺癌患者也能达到长期存活。

88. 早期乳腺癌患者需要长期吃药吗？

不是所有的早期乳腺癌患者都需要长期吃

药，只有激素受体阳性的乳腺癌患者，术后需要长期口服药物进行内分泌治疗。其主要的机制就是使用药物抑制身体内的雌激素的产生及合成，或者是拮抗雌激素对乳房的作用，从而达到治疗乳腺癌和减少复发转移的作用。

根据药物的作用原理不同，内分泌治疗药物可大致分为4种：①用于阻断雌激素合成的芳香化酶抑制剂，如阿那曲唑、来曲唑或者依西美坦；②与雌激素竞争受体的药物，如他莫昔芬；③选择性降解雌激素受体的药物，如氟维司群；④通过抑制卵巢功能，抑制雌激素产生的药物，如亮丙瑞林。

一般来说，绝经前的患者优先选择与雌激素竞争受体的药物，而绝经后的患者，则选择芳香化酶抑制剂效果更佳。一些没有绝经的年轻患者，有时也可选用卵巢功能抑制剂，通过抑制卵巢功能，使患者达到绝经状态，同时联合芳香化酶抑制剂治疗。

内分泌治疗的时间一般多为5年，对于一些复发风险比较高的患者，有时需要延长内分泌治疗至10年，或者术后联合使用细胞周期

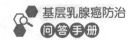
蛋白依赖性激酶 4/6（CDK4/6）抑制剂，如阿贝西利、哌柏西利等。

📋 89. 乳腺癌术后早期如何护理？

乳腺癌术后如何护理，需要根据患者具体手术方式和麻醉方式而定。

（1）麻醉后护理：多数乳腺癌患者术中采用全身麻醉。由于有些麻醉药物会引起恶心、呕吐的副作用，而且在麻醉刚刚结束的一段时间内，患者往往处于嗜睡的状态，所以在患者没有完全清醒过来的这个阶段，暂时不适宜进食或者饮水，否则容易出现呛咳，严重者还可能因误吸出现呼吸困难或窒息。如果患者手术中使用局部麻醉，则术后可以正常饮食。乳腺癌术后以清淡、营养丰富的饮食为主，应尽量避免暴饮暴食及辛辣刺激饮食，也无须过度"滋补"。

（2）术后伤口护理：无论何种手术，患者都应该保持伤口区域的清洁、干燥，在切口完全愈合前，伤口不能浸水。乳腺癌术后，医生一般都会采用绷带或者胸带对患者的手术区域进行加压包扎，主要目的是对手术区域更好地压迫止血，手术后不能剧烈活动，以免引起伤口及手术区域的出血。如果绷带或者胸带松了或位置移动了，要及时报告给医护人员。如果患者进行了腋窝淋巴结的手术，尤其是腋窝淋巴结的清扫手术，术后患侧的上肢应该保持内收的状态，同时要避免患侧上肢的大幅度活动，这样才利于腋窝区伤口的愈合。对于带有引流管的患者，还应注意保护引流管，避免牵拉引流管，注意引流液的颜色和量。

此外，在条件允许的情况下，患者还要在医护人员的指导下，进行患侧上肢的早期功能锻炼，尽可能地恢复患侧上肢功能，保障术后生活质量。

📋 90. 中医可以治疗乳腺癌吗?

尽管目前有很多研究都证实了中药抗肿瘤的有效性，但目前乳腺癌的治疗还是以首选手术、化疗、放疗、靶向治疗、内分泌治疗等西

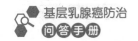

医综合治疗为根本的标准化治疗方法，尤其对于早期乳腺癌，接受规范化治疗对于患者的预后至关重要。

在接受规范化治疗的前提和基础上，辅助中医中药治疗，可以在一定程度上改善患者的免疫功能，减少药物治疗（尤其是化疗）的不良反应。在部分晚期乳腺癌患者的生活质量改善、乳腺癌术后身体恢复等方面，中医中药治疗也能发挥很大的作用。

另外，中医中药治疗在乳腺癌术后患侧上肢淋巴结水肿方面也有一定的效果，如艾灸、拔罐、推拿、中药外敷、中药熏洗、太极拳和八段锦等，在一定程度上可能会减少乳腺癌术后患侧上肢疼痛感、肿胀感。

📋 91. 孕早期诊断了乳腺癌，是否一定要流产？

妊娠期乳腺癌的处理方案应考虑患者及家属的意愿、疾病分期以及治疗需要等多方面因素。

一般来说，孕13周及以前属于孕早期，

孕早期的乳腺癌患者，如果其肿瘤分期为 0 期或者 I 期，可只接受手术治疗、术后不需要放化疗等进一步治疗，则可以选择继续妊娠。但对于肿瘤分期为 II、III、IV 期的患者或拟行乳腺癌保乳手术，术后需进一步接受放疗、化疗等辅助治疗的患者，则建议终止妊娠。

关于在孕早期接受乳腺癌手术的安全性问题，有报道发现在孕早期手术，流产率高于妊娠中期。

📋 92. 乳腺癌患者治疗后还能怀孕吗?

关于乳腺癌患者治疗后是否还能怀孕，需要考虑很多因素，包括患者的年龄、卵巢功能、生育意愿，以及患者病情及治疗周期。

术后需要接受比较长时间辅助治疗的患者，在 5～10 年治疗周期结束后，如果已经绝经，卵巢功能已经衰退，就丧失了生育能力。没有绝经、卵巢功能仍然存在的患者，可以考虑妊娠生育。现有研究已经证实，早期年轻乳腺癌患者，在结束抗肿瘤治疗后妊娠生育并不

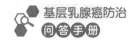
会增加其肿瘤复发转移的风险。

随着年龄的增长，妊娠生育能力会下降，部分患者不容易自然受孕，可以考虑咨询生殖专业医生，采用辅助生殖技术。但是，在辅助生殖技术中使用较大剂量促排卵的药物，是否会增加乳腺癌的发生风险，目前尚没有定论，现有的多数研究认为这些药物并不会增加发生乳腺癌的风险。

已经确诊乳腺癌同时还有强烈生育意愿的年轻患者，可以考虑在抗肿瘤治疗前，制订对生育能力保护的计划，如卵子冻存、抗肿瘤期间使用卵巢功能保护性药物等，以便在乳腺癌治疗结束后，更安全地妊娠生育。

📋 93. 乳腺癌保乳手术后还能哺乳吗？

从现有的研究结果来看，年轻、早期乳腺癌患者，在治疗后生育及哺乳并不会增加肿瘤复发转移的风险。所以，有哺乳意愿的患者可以选择母乳喂养。

由于乳腺癌保乳手术切除了一部分乳腺腺

体，而且多数患者需要接受术后的放疗，会明显影响患侧乳房乳汁的分泌量。但是，多数乳腺癌患者为单侧乳房发病，未接受手术及放疗的健侧乳房泌乳功能不会受到影响，只要患者有坚定的哺乳信心，再结合科学的哺乳技巧，多数患者可以进行正常的哺乳。另外，由于哺乳期乳汁的产生都是发生在乳腺癌手术及药物治疗之后，乳汁的安全性不会受到影响。

所以，乳腺癌保乳手术后，只要不是在抗肿瘤药物治疗期间，都可以正常哺乳。

📋 94. 乳腺癌对女性健康有哪些影响？

（1）乳房外形变化：如果病情不适宜接受保乳手术或乳房重建手术，患者需要承受切除乳房的困扰，一侧乳房缺失会给女性身心造成巨大创伤，如外形不美观、脊柱侧弯等。因此鼓励切除乳房的患者佩戴义乳，保持身体平衡。

（2）患侧上肢水肿：接受腋窝淋巴结清扫的患者，术后上肢淋巴回流受限，可能会出现

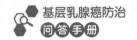

手及上肢的进行性淋巴水肿，严重的水肿会引起上肢运动障碍，对日常生活造成极大影响。

（3）综合治疗的影响：医生会根据乳腺癌患者病情需要安排化疗、放疗、靶向治疗、免疫治疗等综合治疗，这些治疗可能会引起骨髓抑制、脱发、恶心呕吐、免疫力低下等副作用，也可能会对心肺功能、肝肾功能、卵巢功能等造成不同程度的损害，降低生活质量。

（4）心理情绪变化：有研究报道乳腺癌患者最易发生抑郁，主要原因是外形的变化可能引起自卑、夫妻关系不和谐、家庭不和睦等问题，或因为治疗费用而焦虑等。乳腺癌早发现、早诊断、早治疗，可以帮助患者在多个方面减少痛苦，提倡全面开展乳腺癌筛查，促进乳腺癌二级预防。

95. 乳腺癌患者可能面临哪些心理压力？

乳腺癌患者可能面临的心理压力包括多方面：

（1）罹患恶性肿瘤对生命的影响。

（2）接受乳房全切除术的患者，躯体外观的改变会导致担心别人瞧不起、配偶嫌弃；乳腺癌术后患者性欲低下，容易引起情感困扰。

（3）年轻乳腺癌患者担心孩子的未来，不能陪着他们上大学、结婚、生子。

（4）化疗脱发，影响形象，不愿出门社交。

（5）未生育或有再次生育要求的患者，担心未来不能生育。

（6）担心经济负担增加、生活质量下降、工作受影响等，担心病情对家庭关系有负面影响，孩子的未来生活无法保障。

有研究发现，低年龄是乳腺癌并发抑郁的危险因素，青年乳腺癌患者面对疾病倾向于"屈服"，中老年患者则更倾向于"面对"。有研究显示，文化程度低、家庭收入少的乳腺癌患者其术后焦虑状况更为严重；文化程度高、自我价值感强，对形体改变重视，导致的心理问题越多，焦虑和抑郁程度越重。

随着医疗水平的进步，乳腺癌患者生存时

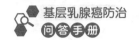
间越来越长，应该更加关注其生活质量，在治愈患者躯体病变的同时也治愈心理疾病，达到更高层次的治愈。乳房再造技术在一定程度上可以缓解患者的心理压力，全社会的帮助与关心也是对乳腺癌患者的心理帮助；做好乳房预防保健、尽早发现疾病、避免乳房切除、减少经济支出是从根本上解决心理压力的有效方法。

📄 96. 乳腺癌患者应如何进行心理调适？

在确诊乳腺癌的前3～4年，乳腺癌患者抑郁及焦虑高发，极大影响生活质量；确诊的前5年，患者的体像评价、生活质量均较差，且不良的体像评价影响生活质量。因此在确诊的前5年，乳腺癌患者的负性心理情绪需得到更多关注。

帮助患者建立健康的精神生活和良好的生活方式非常重要，包括戒烟酒、避免熬夜和高脂高热量饮食、加强体育锻炼、控制体重、改善人际关系、掌握各种应对技巧、寻求社会支持、学会控制不良情绪对身心的影响。研究表明，运动可以影响肿瘤的微环境，运动时机体分泌的一些因子可以抑制肿瘤的生长，可鼓励患者散步、慢跑、骑车、登山、游泳等。八段锦是对全身各部位轻缓而有力度的活动，锻炼时可急可缓、可快可慢、可轻可重，按照个人适合的规律、节奏进行；轻音乐、阅读、书法可以舒缓情绪，减轻心理压力；鼓励乳腺癌患者回归社会，适当的体力劳动、集体的工作环境可以帮助患者减轻心理负担。

97. 面对患乳腺癌的妻子，丈夫应该做什么？

作为女性的第二性征，乳房是女性自信心的重要组成部分，由于疾病和手术，患者面临乳房缺失，担心失去对丈夫的吸引力进而担忧夫妻关系。此时丈夫如不能及时地给予支持、关怀，反而疏远、指责患者，会使患者的自尊心受到极大的伤害，背上沉重的精神负担和情感压力。研究发现，乳腺癌患者的婚姻质量在

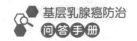

婚姻满意度、夫妻交流、性生活 3 个方面得分明显低于正常夫妻，性障碍是乳腺癌患者担忧的重点之一，单身女性则对今后与异性的交往产生恐慌。另外，有研究发现，婚姻时间与患者焦虑情况成反比，婚姻时间越长，患者焦虑情况会有所降低。

面对乳腺癌妻子，丈夫应坚强地做妻子的坚实后盾，让妻子意识到有丈夫的支持，可以共同抗击疾病；丈夫应平和，要以平常心看待患病的妻子，不要逃避，敢于和妻子讨论疾病，让妻子感受到关心；丈夫应多承担一些家务，让妻子更好地休息；丈夫应学会陪伴，在妻子需要的时候耐心陪伴；丈夫应学会"说话"，并不一定是甜言蜜语，但要学会把自己对妻子的爱护用语言或者行动表达出来，让妻子体会到丈夫的爱。

08检